AF395776

OUVRAGES DE L'AUTEUR.

1. PLAN DE TOPOGRAPHIE MÉDICALE, précédé d'une esquisse sur les tempéramens. *Rouen* 1809.   2 fr.

2. MONOGRAPHIE des fièvres adeno-mennigées. *Paris* 1813.   1 fr.

3. OBSERVATION sur un épanchement sanguin dans la poitrine, présumé consécutif suivi de réflexions; *mémoires de la société médicale d'émulation 1821.*

4. OBSERVATION pour servir à l'histoire des hydatides; *annales du cercle médical, première année.*

5. OBSERVATION pour servir à l'histoire de la rage et des maladies causées par la frayeur, suivie de réflexions. *Paris* 1822.   2 fr.

6. DOCTRINE MÉDICALE, expliquée d'après les théories; enseignées depuis Hyppocrate jusqu'à M. Broussais. *Paris* 1824.   5 fr.

7. DISCUSSION MÉDICO-LÉGALE sur la monomanie homicide, à propos de la fille Cornier. *Paris* 1826.   2 fr.

Se trouvent à Paris,

CHEZ L'AUTEUR RUE NEUVE-DES-BONS-ENFANS, Nº. 27.

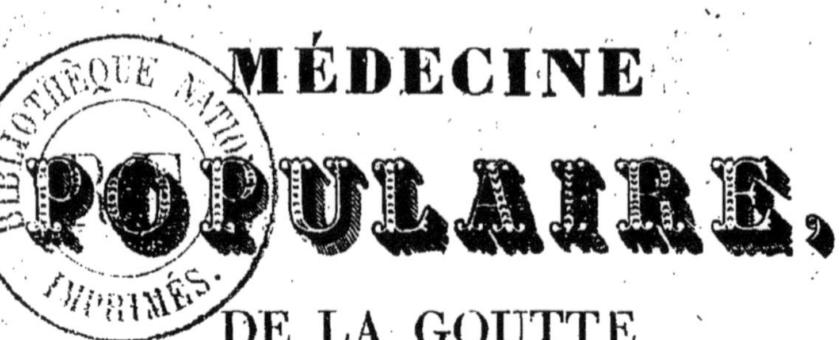

MÉDECINE POPULAIRE,

DE LA GOUTTE

ET DU RHUMATISME,

DU RÉGIME ET DU TRAITEMENT A SUIVRE POUR SE PRÉSERVER
DE CE GENRE DE MALADIES, ET POUR OBTENIR LA GUÉRISON
RADICALE;

PAR LE DOCTEUR J.-L. MICHU,

Médecin de la Faculté de Paris, ancien professeur de médecine et de physiologie,
médecin du bureau de charité et de la garde nationale dans le quatrième arrondissement, membre fondateur de l'académie royale de géographie, du cercle
médical, de la société médico-pratique de Paris, membre correspondant de
plusieurs académies littéraires et médicales, nationales et étrangères, AUTEUR
de plusieurs thèses soutenues aux écoles de Paris, et DE LA DOCTRINE
MÉDICALE, expliquée d'après les théories enseignées depuis Hippocrate jusqu'à
M. Broussais, ouvrage auquel le gouvernement a fait souscrire pour les écoles
d'instruction militaires, etc., etc.

*Introduire la Médecine dans le peuple,
c'est en bannir le charlatanisme.*

Prix : deux francs.

A PARIS,

CHEZ L'AUTEUR, RUE NEUVE-DES-BONS-ENFANS, N. 27;
ET CHEZ DELAUNAY, LIBRAIRE, AU PALAIS-ROYAL.

1828.

AVERTISSEMENT.

L'accueil favorable fait à la première livraison de la *Médecine Populaire*, et la qualité de nos souscripteurs, qui tous appartiennent à la classe la plus éclairée de la société, nous prescrivent, pour répondre à une confiance si honorable, de multiplier nos efforts afin de nous en montrer de plus en plus digne, s'il est possible.

Nous avons fait tout ce qu'il a dépendu de nous pour que cette nouvelle livraison pût être lue avec fruit par tout lecteur étranger à la médecine. Notre but a été non-seulement de tracer des règles pour se diriger soi-même dans le régime et dans le traitement des affections *goutteuses et rhumatismales*, mais encore d'offrir aux malades les moyens de bien juger leur position, et d'en raisonner utilement avec leur médecin. Nous n'avons émis que des principes dictés par la conviction, et susceptibles d'être avoués par tous les hommes de l'art éclairés et de bonne foi. Nous osons même dire que les médecins y trouveront une exposition analytique des préceptes recommandés par les plus célèbres praticiens, et que, sous ce rapport, la lecture de ce Mémoire peut leur épargner de longues et pénibles recherches.

Cette livraison, annoncée pour la fin de décembre dernier, a été retardée par la publication d'une brochure (1) que la circonstance ne nous permettait pas de différer.

La prochaine livraison où nous traiterons *de la Connaissance des Tempéramens*, paraîtra incessamment. Nous espérons donner à l'examen de cette question une physionomie nouvelle, en développant les principes que nous avons émis dans notre Doctrine Médicale (2), sur la théorie des tempéramens. Au lieu de rapporter simplement, comme on l'a fait jusqu'à ce jour, à quatre états principaux, *le bilieux, le sanguin, le glaireux et le nerveux*, les divers modes de tempérament, nous envisagerons quels sont les rapports de chacun de ces quatre états, avec les forces digestives, l'aptitude intellectuelle, l'influence des organes sexuels, les fonctions des poumons, celles du cœur, celles du foie, etc., de manière à apprécier les modifications que le tempérament en reçoit dans l'état sain, et à tracer le régime qu'il convient de suivre pour se préserver des maladies qui s'y rapportent spécialement, ainsi que pour en déduire, en raison de la constitution de chaque individu, les probabilités de la durée de la vie, et enseigner ce qu'il est raisonnable de faire pour en prolonger le cours et se préparer une vieillesse exempte d'infirmités.

---

(1) *Opinion* du docteur Michu *sur les questions présentées par le ministère, concernant la nouvelle organisation de la médecine et de la pharmacie , etc.*

(2) *Doctrine médicale expliquée d'après les théories consignées depuis Hippocrate jusqu'à M. Broussais.* Paris 1824.

TABLE DES CHAPITRES.

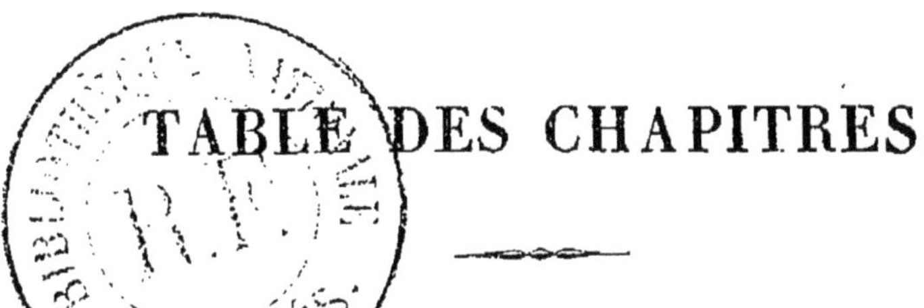

MÉDECINE POPULAIRE,

DE LA GOUTTE

ET DU RHUMATISME,

DU RÉGIME ET DU TRAITEMENT A SUIVRE POUR SE PRÉSERVER DE CE GENRE DE MALADIES, ET POUR EN OBTENIR LA GUÉRISON RADICALE;

PAR LE DOCTEUR J.-L. MICHU,

Médecin de la Faculté de Paris, ancien professeur de médecine et de physiologie, médecin du bureau de charité et de la garde nationale dans le quatrième arrondissement, membre fondateur de l'académie royale de géographie, du cercle médical, de la société médico-pratique de Paris, membre correspondant de plusieurs académies littéraires et médicales, nationales et étrangères, AUTEUR *de plusieurs thèses soutenues aux écoles de Paris*, et DE LA DOCTRINE MÉDICALE, expliquée d'après les théories enseignées depuis Hippocrate jusqu'à M. Broussais, ouvrage auquel le gouvernement a fait souscrire pour les écoles d'instructions militaires, etc., etc.

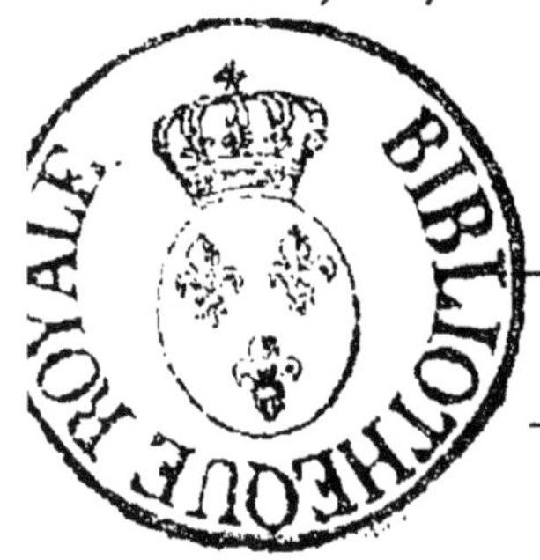

Introduire la Médecine dans le peuple,
c'est en bannir le charlatanisme.

Prix : deux francs.

A PARIS,

CHEZ L'AUTEUR, RUE NEUVE-DES-BONS-ENFANS, N. 27;

ET CHEZ DELAUNAY, LIBRAIRE AU PALAIS-ROYAL.

1829.

précision une bonne méthode de traitement des affections goutteuses et rhumatismales. Affermi de bonne foi dans cette opinion, nous nous sommes attaché à en établir les règles de manière à en rendre l'application facile et efficace.

DES CAUSES DE LA GOUTTE
ET DU RHUMATISME.

L'étude des causes est d'autant plus importante en médecine, que les affections d'un même genre en empruntent toujours des nuances plus ou moins prononcées, auxquelles la thérapeutique (1) doit nécessairement conformer ses modifications.

Plus une maladie peut se développer sous l'influence d'un grand nombre de causes, plus il est difficile d'en déterminer le traitement d'une manière précise et uniforme; c'est ce qui a eu lieu jusqu'ici à l'égard de la goutte.

Convaincu de cette vérité, afin de déterminer avec plus de méthode le traitement des affections goutteuses et rhumatismales, nous

______

(1) Le mot thérapeutique signifie étude des propriétés et de l'action des médicamens. Nous l'emploierons comme synonyme du mot traitement.

diviserons en quatre classes les causes qui peuvent donner lieu à ce genre de maladie ; la *première*, qui comprendra les causes dépendantes de la nature ; la *seconde*, celles qui dépendent des habitudes de l'homme ; la *troisième*, où nous examinerons les divers états valétudinaires qui peuvent y prédisposer ; la *quatrième*, où sont désignées les maladies dont la goutte est fréquemment la suite.

CAUSES NATURELLES

OU INDÉPENDANTES DE SOI.

L'hérédité, un froid violent, humide et long-temps prolongé ; les climats qui présentent cette disposition atmosphérique, le printemps, l'automne, les variations promptes et variées de la température, l'âge mûr, la vieillesse, toutes les nuances du tempérament.

CAUSES DÉPENDANTES

DES HABITUDES DE L'HOMME.

La trop grande application à l'étude, les travaux prolongés du cabinet, les veilles souvent répétées, les emportemens violens et multipliés de colère, les frayeurs, la tristesse.

l'abus des plaisirs lascifs, l'habitude des boissons toniques et échauffantes, comme le café, le thé, le vin, la bière, le punch, et autres liqueurs enivrantes, principalement celles qui sont fermentées ; une nourriture trop abondante ou d'une digestion difficile, telle que le fromage, les viandes salées et fumées ; le passage de l'intempérance à un régime sévère, surtout si le corps jouit de toute son énergie ; les travaux pénibles, lorsqu'on n'en a pas l'habitude ; la vie inactive, la cessation subite des travaux ordinairement fatigans, l'abus des purgations et des saignées, les gonorrhées fréquentes, l'habitation des lieux bas et humides, le passage du chaud au froid le corps étant en sueur, le froid aux pieds réitéré, la malpropreté ; en un mot, toutes les causes dépendantes de la volonté, capables d'affaiblir l'organisation en général.

ÉTATS VALÉTUDINAIRES

CONSIDÉRÉS COMME CAUSES DE LA GOUTTE.

La faiblesse habituelle de l'estomac et des organes digestifs, la suppression de la transpiration, l'amaigrissement par suite des évacuations prolongées, répétées et abondantes, comme des flux dysentériques, des fleurs blanches, et toutes les espèces de catarrhes. La suppression d'un vésicatoire ou d'un cautère entretenus depuis long-temps, la diminution de la quantité habituelle des urines, la disposition résultant des vices dartreux, scrofuleux, ou de la gale.

MALADIES CONSIDÉRÉES COMME CAUSES IMMÉDIATES OU ÉLOIGNÉES DE LA GOUTTE, OU A LA SUITE DESQUELLES ELLE PEUT SE DÉVELOPPER.

La mélancolie, les ulcères anciens, les fièvres aiguës, les affections rhumatismales, la suppression des humeurs froides, ou autres évacuations sanguines habituelles, la colique, l'asthme, le scorbut, l'infection *vénérienne*, etc.

Certaines causes particulières, telles que la suppression de l'évacuation menstruelle, et surtout l'époque de sa cessation, chez les femmes d'une forte constitution ou menant une vie sédentaire ; l'allaitement trop prolongé, ou lorsque cette fonction n'est pas en rapport avec l'état général des forces : telles sont les causes principales qui, chez elles, peuvent occasioner la goutte.

Afin d'indiquer, avec plus de confiance et d'à-propos, l'usage des choses qui conviennent contre la goutte, lorsque nous parlerons de son traitement, il nous a paru important de fixer ici l'attention du lecteur sur la différence des causes qui peuvent produire les affections goutteuses, parce qu'en représentant les effets de ces mêmes causes sur la constitution, et, par suite, sur les différentes espèces de goutte, on aura la raison de la différence des moyens que nous indiquerons pour les combattre.

De l'hérédité.

Beaucoup de médecins regardent la disposition du tempérament particulier aux familles goutteuses, comme constituant l'aptitude la plus générale à contracter la goutte; toutefois, nous ne pensons pas que parmi les goutteux le plus grand nombre en soit affecté par transmission héréditaire; c'est-à-dire que, s'il est vrai que les personnes nées de parens goutteux sont plus exposées que d'autres à éprouver cette maladie, il y a un plus grand nombre d'individus qui la doivent aux causes si variées et si nombreuses qui peuvent la produire indépendamment d'une disposition héréditaire. Néanmoins, eu égard aux modifications que peut exiger le traitement , nous pensons que lorsqu'un médecin donne des soins à un goutteux, il doit prendre en considération, lorsque cela est possible, le caractère sous lequel se présentait la maladie de ses parens, sa marche et les résultats des moyens mis en usage pour la combattre; et que lorsque la maladie est héréditaire, on doit se prémunir davantage contre les causes qui peuvent la produire, et insister plus long-temps sur l'usage des choses qui peuvent la prévenir, en calmer ou en éloigner les accès.

Du froid et des variations de la température.

Les parties sur lesquelles se fixent ordinairement les affections goutteuses et rhumatismales(1), sont exposées, en raison de leur si-

---

(1) Telles sont les aponévroses, sorte de gaînes fibreuses situées sous la peau, enveloppant les muscles et les articulations, qui elles-mêmes sont formées d'un

tuation extérieure et superficielle, et de leur peu de vitalité, à recevoir plus facilement l'impression du froid. Aussi a-t-on remarqué, *Hippocrate, Stahl et d'autres*, que la goutte se faisait principalement ressentir au printemps et en automne, quand la transition de la température était vive et instantanée; et que les vieillards en subissent l'action d'une manière d'autant plus marquée, que chez eux la force vitale réagit moins pour en neutraliser les effets.

Les moyens propres à atténuer l'action de ces causes consistent à se soustraire autant qu'il est possible à l'intempérie des saisons, à se vêtir chaudement dans les temps froids, et à ne quitter que tard les vêtemens d'hiver. Les vieillards, en général, doivent user principalement dans l'hiver d'un régime plus fortifiant que de coutume. On doit insister davantage sur le traitement local des affections goutteuses, lorsqu'elles dépendent de ce genre de cause.

---

prolongement tendineux appartenant à ces mêmes muscles, et d'une capsule d'un tissu analogue; ce qui peut expliquer jusqu'à un certain point l'analogie qui existe entre les affections goutteuses et rhumatismales.

De l'usage et de l'abus des facultés intellectuelles.

On a dit que la goutte dépendait de la faiblesse du cerveau ; cette opinion sans développement serait bien vague, mais elle acquiert de la réalité, si on a égard à l'état de fatigue où peut tomber le cerveau, siége des facultés intellectuelles, après des études profondes, abstraites et prolongées. On ne saurait nier effectivement que la distribution facile et régulière du principe vital étant indispensable à la liberté de nos fonctions, en entretenant dans chaque organe la mesure d'action qui lui est nécessaire, lorsque par des travaux soutenus de l'esprit, le cerveau, organe capital d'où émane l'impulsion vitale donnée à toutes les parties, retient et consomme le principe de vie qui leur est utile, elles deviennent, par la même raison, moins propres à résister aux causes des maladies, c'est ce qui fait que la trop grande application à l'étude prédispose en général à des maladies ordinairement fort graves. On pourrait dire en quelque sorte que les travaux intellectuels ne sont que le principe vital mis en œuvre. Ces principes posés, on concevra facilement que lorsque le cerveau est fatigué, il ne doit plus réagir avec une force suffisante, et que les parties qui en sont le plus éloignées, recevant une moindre quantité du principe de vie dont il est la source, sont exposées à subir les premières l'influence des causes propres à provoquer la goutte; ce qui sert à expliquer le développement si ordinaire de cette maladie aux doigts et aux orteils.

Tous les individus n'ont pas la même aptitude aux travaux studieux, faute de culture ou de capacité. Nous avons dit *dans notre doctrine médicale, page* 68, « que la bonne conformation du tempérament bilieux et l'exercice bien dirigé des facultés intellectuelles pouvaient amener le cerveau à se maintenir dans un état de fixité d'action susceptible d'exister sans que l'harmonie des fonctions vitales en soit troublée; ce qui nous a porté à admettre un tempérament intellectuel.

Les travaux soutenus de l'esprit agissant comme cause immédiate de la goutte, on ne saurait nier effectivement que leurs résultats doivent être plus ou moins prompts et plus ou moins marqués, selon l'aptitude intellectuelle des individus. Dans les combinaisons du traitement contre la goutte, le médecin devra donc s'attacher à ces considérations, pour modifier, par les moyens convenables, l'état du cerveau, soit pour en réparer les fatigues, soit pour en favoriser les bonnes dispositions; choses qui nous paraissent fort possibles et très importantes, dont jusqu'ici on s'est à peine occupé, et sur lesquelles nous exprimerons, au chapitre des traitemens, notre sentiment et nos avis.

De l'abus des plaisirs lascifs.

On a dit avec raison que Bacchus était le père de la goutte, et que Vénus en était la mère. Il est reconnu en effet que ce sont les causes les plus actives et les plus propres à occasioner cette maladie. Tous les médecins sont convaincus des graves accidens qui peuvent naître de l'abus des plaisirs de l'amour. Les jeunes gens, dit *Arétée*, prennent l'air et les habitudes des vieillards : ils deviennent pâles, efféminés, engourdis; leurs corps se courbent, leurs jambes ne peuvent plus les porter; ils sont inhabiles à tout. Les émissions trop fréquentes, dit *Lomnius*, affaiblissent, énervent et produisent des apoplexies, des léthargies, des assoupissemens, des pertes de vues, des spasmes, des tremblemens, des paralysies, et toutes sortes de gouttes les plus douloureuses. On peut ajouter l'incapacité intellectuelle, l'hébêtement, l'idiotisme, la démence. L'amour, dit *Hoffmann*, prend dans le sang ce que le cerveau y prend lui-même. Sacrifier souvent à Vénus, disent *Hippocrate*, *Galien* et *Épicure*, c'est prodiguer le flux nerveux, le principe de la vie ; c'est épancher une partie de son ame, expressions pleines d'énergie et de vérité.

Le cortége de maux et d'infirmités que traîne à sa suite le libertinage, est sans doute bien effrayant ; et pourtant de tels résultats se manifestent avec plus d'intensité et beaucoup plus promptement encore, lorsqu'ils sont provoqués par l'habitude si funeste des plaisirs solitaires.

Nous pensons, et le lecteur se persuadera sans doute facilement, que l'énervation produite par l'excès des travaux de l'esprit, ou par l'abus des plaisirs de l'amour, étant le résultat d'un ordre d'impressions fort différentes, les maladies qui peuvent en être la suite doivent présenter un caractère distinct, et réclamer pour leur guérison un mode de traitement particulier ; considérations fort importantes, auxquelles nous aurons égard dans la prescription des médicamens et du régime des goutteux.

De l'intempérance dans l'usage des boissons et des alimens.

C'est un principe admis que tout ce qui peut affaiblir l'organisation dispose à la goutte; et pourtant on répète sans cesse que l'habitude d'une nourriture succulente et des accessoires d'une bonne table est une des principales causes de cette maladie. Nous devons sur ce point une explication à nos lecteurs.

S'il est vrai que les boissons spiritueuses sont de puissans moyens de relever et d'entretenir les forces, il n'est pas moins évident qu'elles peuvent affaiblir l'action vitale, et produire tous les degrés de l'énervation. Ce que nous disons des boissons fortifiantes, on peut le dire avec le même fondement de la meilleure nourriture.

La trop grande quantité d'alimens, quelle que soit leur nature, ne peut avoir que de mauvais résultats. D'une mauvaise qualité, ils exigent, pour être digérés, plus d'efforts de la part de l'estomac dont ils amènent la fatigue, et ils ne fournissent pour les besoins de la vie, que du mauvais chyle, et en trop petite quantité pour réparer les forces et maintenir la santé; d'une nature succulente et pris en abondance, si l'estomac en est surchargé, la digestion se fait péniblement; l'assoupissement, l'altération, les maux de tête, fort souvent l'accompagnent; et pour les personnes replettes et d'une constitution sanguine, les coups de sang, la paralysie, l'apoplexie, et surtout les accidens de la goutte vers la tête, peuvent en être la suite. Loin de sentir ses forces s'accroître, celui qui se livre à l'intempérance de la table, ne tarde pas à s'apercevoir qu'elles diminuent. La faiblesse s'accroît, en général, en raison des efforts que fait la nature pour opérer la digestion. Ce qui a lieu comme effet de l'abus des alimens, arrive de même à la suite des excès des boissons spiritueuses; elles exaltent et semblent ranimer pour un moment, mais un sentiment de faiblesse succède toujours à leur usage immodéré. De là la débilité plus ou moins précoce et plus ou moins prononcée des organes digestifs, et tous les résultats qui peuvent naître des digestions habituellement laborieuses, au nombre desquels nous mettons en première ligne la disposition au scorbut, à la goutte et aux affections dartreuses. Nous regardons la faiblesse des organes digestifs produite par de mauvais alimens, comme l'une des causes principales des affections scorbutiques et de la goutte qu'on appelle *atonique*, ou par défaut de ton, tandis que lorsqu'elle est l'effet de l'intempérance, elle prédispose de préférence aux dartres et à la goutte ordinaire.

L'abus des plaisirs de l'amour et les emportemens de colère pouvant produire la goutte, leurs effets seront d'autant plus remarquables qu'on s'y abandonnerait immédiatement après le repas. Il en serait de même de toutes les causes débilitantes qui agiraient pendant le travail de la digestion.

Le lecteur voudra bien se rappeler nos diverses réflexions, afin de se rendre compte des modifications que nous adopterons dans le traitement des affections goutteuses.

Des constitutions valétudinaires.

Beaucoup de médecins (*Sydenham*, *Willis*, sont de ce nombre) pensent avec raison que la faiblesse de l'estomac et des autres organes de la digestion dispose à la goutte en produisant des humeurs mal élaborées, et une mauvaise nutrition. S'il est vrai, comme on l'a posé en principe, que toutes les causes propres à développer la goutte déterminent un état particulier de faiblesse qui permet l'engorgement des parties malades, aucune circonstance ne doit sembler, en effet, plus propre à favoriser l'influence de ces mêmes causes, que l'état habituel de débilité des organes digestifs, débilité qui peut, dans bien des cas, occasioner la suppression de la transpiration, des sécrétions et d'une hémorrhagie habituelle, la dessiccation d'un exutoire ou d'une plaie ancienne et favoriser l'action des virus syphilitiques, scrofuleux, dartreux et psorique ou de la gale, de telle sorte que la faiblesse de l'estomac et des autres organes de la digestion peut être regardée comme la cause la plus commune des affections goutteuses.

La suppression de la transpiration a été envisagée par plusieurs médecins, *Dessault*, *Bosquillon*, *Cullen* et autres, comme la principale cause de la goutte. Sans adopter cette opinion d'une manière absolue, nous pensons que tout ce qui peut modifier les fonctions de la peau, soit en diminuant sensiblement ou en supprimant la transpiration peut disposer aux affections goutteuses. Un médecin, *Barry*, assure avoir remarqué qu'aux approches et au moment de l'invasion des accès de goutte, le corps avait plus de pesanteur qu'à toute autre époque, et qu'en le ramenant à son poids ordinaire, en excitant la transpiration par les boissons sudorifiques ou par d'autres moyens, il parvenait à empêcher l'attaque ou à la rendre moins forte, ce qui n'est pas invraisemblable. *Sanctorius* a établi que sur neuf livres d'alimens que prend un homme en santé dans l'espace de vingt-quatre heures, il en perd cinq par la transpiration, et cela sans qu'il s'en aperçoive communément; chose qui s'explique par une sorte d'exhalation qui se fait continuellement de toute la surface du corps , et par l'air expiré qui se raréfie d'une manière insensible dans l'atmosphère. *Fourcroy* , *Berthollet* et d'autres chimistes attribuent la goutte à une déviation contre nature de la partie solidifiante des os (*du phosphate de chaux*), qui se porte sur les articulations, en distend les fibres et occasione les vives souffrances qui sont propres aux affections goutteuses. *Berthollet* prédisait ordinairement au duc d'Orléans la fin de ses accès de goutte, lorsque, après avoir analysé ses urines, il y trouvait du phosphate calcaire. La diminution ou la suppression d'une évacua-

2

tion catarrhale peuvent produire la goutte, de même que les excrétions trop abondantes de la même humeur. On voit que si tant de causes variées et souvent opposées peuvent produire des maladies d'un même genre, combien il importe d'en modifier le traitement en raison des nuances qu'elles empruntent des causes qui les déterminent.

Des maladies accessoires, eu égard au traitement de la goutte.

Les maladies aiguës, principalement les fièvres éruptives, telles que la rougeole, la variole, la scarlatine, etc., peuvent être suivies de la goutte, et alors, selon *Barthèz* et *Musgrave*, c'est la maladie qui y donne lieu, soit par une réaction sympathique, ou par le transport de la matière morbifique vers la partie où l'affection goutteuse se manifeste. Dans ce cas la goutte est un effet pour ainsi dire immédiat de la maladie primitive.

La goutte succède plus communément au rhumatisme, à l'hypochondrie, à la colique, à l'asthme humide, au scorbut, aux maladies syphilitiques, à la suppression des hémorrhagies habituelles, et d'après *Sthal*, aux hémorrhoïdes surtout. Dans ces cas, l'affection goutteuse se déclare ordinairement à un terme plus ou moins éloigné de la maladie dont elle est la suite, de même que les modifications que le tempérament en subit s'étant développées plus entement, la goutte peut en contracter des nuances que le médecin doit chercher à bien saisir pour en diriger le traitement avec plus de succès.

DES DIFFÉRENTES ESPÈCES

DE GOUTTE.

D'après la manière dont nous avons envisagé et divisé les causes de la goutte, le lecteur pourra fixer facilement ses idées sur les diverses nuances que peut offrir cette maladie, et sur le caractère distinctif propre à chaque espèce.

Goutte régulière.

On appelle goutte régulière, celle qui se borne aux jointures. Elle survient brusquement, d'abord à l'une des articulations du pied; la douleur augmente graduellement, au point de devenir extrême, et jusqu'à ce que la partie affectée commence à se tuméfier et à rougir; alors elle va en diminuant à mesure que le gonflement et la rougeur se développeut. La maladie peut se renouveler, mais avec moins de violence, pendant plusieurs jours, cesser ensuite tout-à-fait pour revenir à des intervalles plus ou moins longs. Les attaques de goutte sont ordinairement plus rebelles et plus rapprochées selon qu'on y est sujet depuis long-temps, et que le retour en est provoqué par des écarts de régime. Le déplacement de la maladie d'une articulation sur une autre est un phénomène propre à la goutte régulière, toutefois elle en affecte de préférence quelques-unes qui finissent avec le temps par se déformer et devenir noueuses.

Goutte irrégulière.

Dans la goutte irrégulière, ce sont les viscères qui en sont principalement le siége, soit que la maladie abandonne tout-à-coup les articulations malades pour se porter à l'intérieur, soit que le retour des accès ait lieu directement sur un organe, en n'affectant que légèrement les articulations. Des accidens plus ou moins graves se manifestent alors en raison de l'importance des organes sur lesquels elle s'est fixée.

Goutte compliquée.

Que la goutte soit régulière ou irrégulière, elle peut se combiner avec d'autres maladies, principalement avec celles dont nous avons parlé plus haut. Mais la complication peut varier de manière que l'affection goutteuse exige plus ou moins que l'autre maladie l'attention du médecin, ou suivant qu'elle est le résultat d'une affection aiguë ou chronique. Elle est ordinairement le terme des maladies aiguës, ce qui fait que dans ce cas l'état goutteux peut être pris en considération particulière, sans trop d'égard pour la maladie primitive; tandis que lorsque la goutte dépend d'une maladie chronique, il est indispensable de se fixer sur la nature de l'affection avec laquelle elle se complique; et le caractère de la maladie étant déterminé, il n'est pas moins essentiel de distinguer si elle est susceptible d'une guérison radicale et facile, ou si au contraire elle est incurable et difficile à guérir; de même qu'il importe infiniment d'examiner aussi si, la goutte survenant, la maladie dont elle est l'effet a cessé, si elle n'est que modifiée, ou si elle a conservé son caractère.

Si la goutte, qui peut n'être qu'accidentelle-
ment régulière, commence à devenir irrégulière,
on peut la ramener et la fixer aux articulations,
d'autant plus facilement que la sensibilité des
organes intérieurs les dispose moins à rete-
nir l'impression de la goutte.

La goutte qui se porte sur les viscères s'y
établit de deux manières : 1° dès l'invasion des
accès; 2° par suite du déplacement subit de la
maladie, qui d'abord affectait une ou plusieurs
articulations. Fixée à l'estomac ou sur les intestins, elle produit des vomissemens, une vive
douleur, une inquiétude extrême. Lorsque
la poitrine en est le siége, le cœur et les poumons peuvent en être affectés ; alors des pal-
pitations violentes, une grande difficulté de
respirer, des syncopes, et plus tard la phthisie;
portée à la tête, elle peut y causer des vertiges, une vive douleur, de l'assoupissement, la
paralysie, un état apoplectique, l'aliénation
mentale.

Nous citerons ici une observation qui nous
semble digne d'intérêt.

Un ancien colonel, M. Autesserre, com-
mandant de place, ayant fait vingt campagnes,
avait été souvent sujet à des douleurs rhumatismales. Plus tard, il fut atteint de la goutte,

qui se fixa aux deux pieds, et qui chaque année au printemps se renouvelait avec violence
et retenait le malade au lit plusieurs mois.
Pendant la durée d'un de ces accès, il apprit
sa mise en retraite; cette nouvelle lui fit une
telle impression, qu'au même instant il fut
frappé d'une sorte d'apoplexie, en même temps
que l'affection goutteuse abandonna les extrémités inférieures; sa situation ne s'améliora
qu'en laissant de la confusion dans les idées et
une espèce d'abattement moral, d'où le malade
sortait plusieurs fois dans l'année à des intervalles à peu près égaux, de manière à s'agiter
beaucoup, et à faire, sans aucun motif, des
dispositions comme pour voyager, état auquel succédait après une vingtaine de jours sa
mélancolie ordinaire, comme si ces sortes de
réactions morales coïncidaient avec les réci-
dives de la goutte. Cette maladie, après quatre
ans, se termina par la mort du malade.

La goutte est d'autant plus difficile à guérir que la cause qui l'a produite est plus
ancienne, et suivant qu'elle a été soumise
ou non à un ou à divers traitemens. La
goutte qui a pour cause la syphilis, la suppression d'une maladie cutanée ou d'une hémorrhagie habituelle, offre plus d'espoir de

guérison que celle qui vient à la suite d'une affection rhumatismale ancienne, de l'asthme, de la mélancolie ou de l'hypochondrie.

Lorsqu'elle est due au froid, à l'intempérie des saisons, à l'habitation des lieux bas et humides, on peut en porter un pronostic d'autant plus favorable que le malade n'y a été disposé par aucune cause morale ou physique. En un mot, pour former son opinion sur le plus ou moins de gravité de la goutte, il faut nécessairement tenir compte de la nature et du nombre des causes qui peuvent s'être réunies pour la produire.

La goutte régulière a d'autant plus de disposition à devenir irrégulière que la sensibilité générale a été lésée, et à se fixer de préférence sur telle région ou sur tel organe en raison de son énervation, de sa moindre réaction vitale, ou de son habitude maladive.

L'ébranlement que produit l'abus des plaisirs de l'amour la dispose à affecter particulièrement les viscères du bas-ventre. Lorsqu'à cette cause se joignent les fatigues de l'esprit ou une profonde tristesse, si elle vient à se fixer vers le cerveau, le danger alors toujours grave impose une grande surveillance et de prompts secours.

.. La goutte qui succède à la mélancolie ou à l'hypochondrie a également beaucoup de tendance à devenir irrégulière, et à se modifier selon que la maladie primitive est due à un dérangement des fonctions digestives ou à une affection vive de l'âme, ou bien selon qu'elle provient de ces deux causes réunies.

L'estomac et les intestins sont de tous les viscères ceux qui, selon *Barthèz*, sont le plus sujets à être le siége de la goutte irrégulière ; mais, quelle que soit la partie affectée, la maladie s'établit de deux manières, selon que le mouvement goutteux vient des articulations sur un organe sain, ou selon que ce même organe, étant préalablement malade, détermine la goutte à s'y fixer directement, ce qui constitue un état de complication qu'il importe de distinguer et d'apprécier en raison des nuances qui peuvent résulter de la nature des fonctions de l'organe affecté. Le premier cas reproduit l'état goutteux que *Liger* appelle goutte remontée d'elle-même ; mais en admettant cette distinction, il reste à expliquer pourquoi la goutte en se déplaçant affecte un organe plutôt qu'un autre. C'est ici le cas de se rappeler ce que nous avons dit sur les causes de cette maladie, et on en déduira que l'organe qui, fatigué ou per-

verti directement, ou suceptible de l'être in-
directement dans ses fonctions par les causes
qui peuvent produire la goutte, sera naturellement la partie que la maladie affectera de préférence. *Baglivi* a observé que la goutte,
après avoir été long-temps fixée aux articulations, si le malade les fortifie par l'exercice de manière qu'elles ne soient plus disposées à recevoir l'impression goutteuse, la
maladie peut se jeter sur les viscères et y
développer des accidens plus ou moins fu-
nestes. C'est ce que *Musgrave* explique par un
dérangement de la force d'équilibre, c'est-à-
dire que la force revenant dans la partie qui
était le siége habituel de la goutte, la maladie
tend à se fixer sur l'organe qui en raison de
sa moindre résistance vitale se trouve disposé
à la subir.

Nous craindrions, nous l'avouons, que ces
explications parussent trop abstraites, si nous
avions moins compté sur la sagacité de nos
lecteurs, parmi lesquels se trouvent en grand
nombre des personnes dont l'esprit est ordinairement cultivé. Une question, néanmoins, se
présente encore ici, celle de savoir pourquoi
la goutte se rencontre plus souvent parmi les
individus de la classe aisée et lettrée; question

à laquelle il nous paraît exact de répondre, qu'en général la goutte est moins le résultat d'une cause unique que de l'ensemble des actes de la vie, dont on abuse davantage dans les rangs de la société parmi lesquels se trouvé le plus grand nombre de goutteux.

Nous bornerons ici nos considérations théoriques sur la goutte. Celles que nous venons de présenter nous paraissent suffisantes pour y rattacher nos raisonnemens sur la différence des méthodes curatives et du régime que nous avons à établir.

TRAITEMENT DE LA GOUTTE.

Le traitement de la goutte consiste dans l'usage des médicamens pris à l'intérieur, ou appliqués extérieurement; de là leur division en médicamens internes ou externes.

Médicamens internes.

Les moyens employés intérieurement pour combattre la goutte, au lieu d'agir toujours directement contre cette maladie, n'exercent au contraire, en général, leurs propriétés qu'en modifiant l'action vitale, de manière à produire des phénomènes différens et selon le but qu'on se propose de remplir. Les principales indications que présente le traitement de la goutte se déduisent de ses causes d'une part, et de l'autre des accidens qui l'accompagnent. Les médicamens dont l'usage est le plus fréquent sont : 1° Les stomachiques ou fortifians; 2° les purgatifs ou évacuans; 3° les calmans *et les anti-spasmodiques*; 4° les sudorifiques; 5° les anti-phlogistiques, c'est-à-dire les délayans, les diurétiques et les saignées; 6° les spécifiques ou médicamens particulièrement propres à combattre la goutte qui se trouve inhérente avec la maladie qui y a donné lieu ou qui la complique.

Le mercure, le soufre, l'émétique, les alcalis, le quinquina, les substances aromatiques, les résines, le musc, l'éther, le castoreum, le camphre, l'opium, le colchique, en un mot les médicamens les plus énergiques, ont été mis en usage contre la goutte. Assurément ces divers moyens ne sont pas des spécifiques de cette maladie, mais en les classant d'après leur propriété commune, et employés à propos et d'une main prudente, ils peuvent en partie suffire pour remplir toutes les indications possibles dans le traitement interne de la goutte.

Médicamens externes ou locaux.

Les ventouses sèches ou scarifiées, les sangsues, les vésicatoires, les cataplasmes, les synapismes, les bains de pieds chauds ou froids, simples ou composés de sables ou de vapeurs, les douches, les frictions, l'usage de la flanelle, de la toile cirée, d'une ouate, sont les principaux moyens que l'art indique pour le traitement local des affections goutteuses.

Du régime préservatif de la goutte.

Les individus qu'une disposition héréditaire expose à contracter la goutte doivent se soustraire, autant qu'il est possible, à toutes les causes qui peuvent faire naître cette affection. Ils se prémuniront contre le changement et l'intempérie des saisons en portant des vêtemens chauds et de la flanelle sur la peau ; ils éviteront les excès de table, les alimens indigestes, et n'useront qu'avec beaucoup de modération des boissons fermentées. Il importe surtout de ne pas abuser des travaux du cabinet ni des plaisirs de l'amour. Les maladies vénériennes négligées étant fort à redouter, on devra promptement en chercher la guérison. Les bains et les frictions sur tout le corps seront d'un bon effet. On doit éviter les veilles prolongées ; l'exercice modéré est fort utile, surtout à pied. L'attention de se tenir le ventre libre est une chose bien importante. Les individus dont les intestins sont surchargés d'humeurs sont exposés, dit *Hippocrate*, à des douleurs aux genoux et dans les lombes (vulgairement les reins). Ceux qui ont le ventre paresseux sont sujets, selon *Celse*, à des vertiges et à des douleurs de tête ; des évacuations légères, provoquées chaque mois au déclin de la lune, sont, d'après *Alphonse Leroy*, un excellent moyen de diriger l'humeur goutteuse vers les intestins, et d'en préserver les articulations. Tous les médecins qui ont exposé avec le plus d'exactitude le résultat de leur expérience dans le traitement de la goutte, s'accordent en général pour attester l'utilité des purgatifs comme moyen de se préserver de cette maladie ou d'y remédier ; nos propres observations nous ont pleinement confirmé d'ailleurs les avantages qu'on peut en retirer lorsqu'ils sont administrés avec discernement.

Dans notre brochure, faisant partie de la *Médecine populaire*, où nous avons traité du catarrhe pulmonaire, de l'asthme, etc., nous avons eu l'occasion de recommander l'usage des pilules anti-goutteuses du docteur Clever-ley, et promis de nous expliquer sur leurs propriétés avec plus de développemens dans ce mémoire. Nous les préférons à tous les purgatifs connus, dans le traitement spécial de la goutte. Nous en dirons la raison et nous préciserons la manière de les employer dans le chapitre suivant.

L'observation des préceptes que nous venons de tracer, doit être la même pour les goutteux et pour ceux qui, étant de famille de goutteux, sont disposés à le devenir; ce sera pour les uns le moyen d'éloigner le retour des accès de goutte, pour les autres le moyen de retar-der la maladie.

Traitement particulier de la goutte régulière.

On doit se proposer principalement dans le traitement de la goutte régulière de la re-tenir aux articulations, c'est-à-dire qu'on doit s'opposer par tous les moyens possibles à son déplacement et à sa transformation en goutte irrégulière.

Les indications à suivre pour parvenir à ce but peuvent réclamer des modifications, où l'usage de tous les médicamens propres à combattre les affections goutteuses, en général, sont susceptibles de trouver une place utile. La connaissance exacte du traitement de la goutte régulière pouvant d'ailleurs éclairer celui de la goutte irrégulière, avant de nous occuper du système de médication qui convient dans cette dernière, nous devons classer préalablement, d'après leurs propriétés connues, les substances que l'on doit préférer dans le traitement de toutes les affections goutteuses, et exposer en même temps les raisonnemens sur lesquels peuvent se fonder leur application.

Stomachiques.

La goutte venant fréquemment à la suite d'un état de faiblesse des organes digestifs, on est souvent dans la nécessité de fortifier l'estomac; mais une chose importante à noter, c'est que tous les moyens propres à donner du ton à cet organe ne conviennent pas dans l'état goutteux, c'est-à-dire qu'il y a un genre de médicamens dont on doit faire un choix sous la dénomination de stomachiques antigoutteux.

Les substances amères, le quinquina, le colombo, la cascarille, la camomille, la tanaisie,

l'absynthe, les teintures résineuses, les aroma-
tes, tels que la cannelle, la sauge, la menthe,
la mélisse, le serpolet, la feuille d'oranger ;
les préparations ferrugineuses, la thériaque,
l'ether, etc., présentent au médecin un ensemble de moyens qui sont d'une grande efficacité, comme stomachiques, lorsqu'ils sont employés en toute connaissance de cause; toutefois leur action est loin d'être identique, aussi
est-t-il fort important d'en déterminer le choix.
L'usage des amers doit être prescrit avec beaucoup de réserve dans le traitement de la goutte;
leur action prolongée détermine des accidens vers le cerveau, tels que l'apoplexie, la
démence, les fièvres cérébrales, et par suite, la
goutte irrégulière. *Van-Swieten*, *Cullen*, *Alphonse Leroy*, *Barthèz*, et beaucoup d'autres
célèbres médecins, sont de cet avis. Le quinquina semblerait faire une exception : *Sydenham*, et surtout *Tavares*, le regardait comme
un excellent antigoutteux. *Tavares* et depuis
lui Alphonse Leroy l'ont employé avec succès,
soit pendant les accès de goutte, soit comme
préservatif, dans les intervalles. La méthode
de ces deux médecins consiste à administrer
un purgatif, et à prescrire le lendemain une
once et plus de quinquina donné à la dose
d'un gros toutes les deux heures. Il est au
moins certain que ce médicament n'a pas tous
les inconvéniens des autres amers, et même
si on a égard à l'espèce d'intermittence qu'affecte le retour des accès de goutte, à la
nature de cette maladie encore si peu con-

nue, et à l'opinion des médecins qui envisagent le système nerveux comme y prenant une grande part, on se rendra facilement compte de ses bons effets. Aussi, rangeons-nous le quinquina parmi les substances qui méritent la préférence, lorsque chez les goutteux on se propose de fortifier l'estomac; mais alors nous le conseillons à des doses faibles, répétées plusieurs fois par jour, soit en infusion aqueuse ou au vin d'Espagne. Les substances aromatiques produisent en général d'excellens effets, principalement la sauge, la menthe, la mélisse, les feuilles d'oranger; elles relèvent le ton des organes digestifs, et en même temps elles provoquent la transpiration qui, dans les affections goutteuses, est toujours salutaire. La thériaque et l'éther sont employés utilement lorsque l'abus des plaisirs de l'amour a précédé l'état de faiblesse des organes digestifs. Les préparations où entrent le fer, et les eaux ferrugineuses, conviennent chez les goutteux, après la suppression des hémorrhoïdes, ou d'une autre évacuation sanguine, en les administrant comme auxiliaires de la saignée ou de l'usage des sangsues.

PURGATIFS.

Nous avons dit, en nous appuyant de l'autorité et de l'expérience de médecins d'un grand nom, que l'action des purgatifs produisait constamment de bons effets chez les goutteux, lorsqu'on en faisait usage à propos, d'une manière prudente et convenable. Nous ferons néanmoins observer ici au lecteur qu'il y a toujours eu des médecins qui ne savent que répéter la leçon de leur maître, et que ceux qui se sont pénétrés sans discernement de la doctrine de M. Broussais, pourraient se récrier contre l'usage des purgatifs dans les affections goutteuses. Assurément ce ne seront pas des praticiens expérimentés ni judicieux, et leur opinion serait d'un faible poids comparée à celle des médecins que nous avons cités. Cependant, nous jugeons à propos de dire notre sentiment sur la manière d'agir des purgatifs administrés contre la goutte. Il est peu de maladie où la sensibilité soit plus disposée que celle-ci à s'exalter et à produire de vives souffrances sur divers point de l'économie animale, et en général, c'est à l'extérieur que les accidens tendent à se développer de préférence, de telle sorte que les nerfs de la vie extérieure paraissent plus susceptibles que les nerfs de la vie intérieure à recevoir les impressions propres à déterminer les affections goutteuses, c'est-à-dire que les médecins distinguant les nerfs en ceux qui président aux actes de la volonté ou de relation, et en ceux sous l'influence desquels s'opèrent les fonctions nutritives ou intérieures ; ce sont les premiers qui dans la goutte régulière, sont les intermédiaires de la douleur. Ce point établi, on aura la raison de l'espèce de malaise et de trouble qu'éprouvent les organes digestifs dans les affections goutteuses. En effet, la vie se compose d'une mesure de sensibilité déterminée; or, cette même sensiblité ne peut pas s'exalter à l'extérieur sans s'affaiblir intérieurement. La chose étant ainsi, ne doit-il pas paraître naturel à tout homme de bon sens, qu'en imprimant aux organes digestifs, par des purgatifs sagement administrés, un mouvement d'excitation convenable, on affaiblira la sensibilité extérieure; et qu'indépendamment de cet équilibre, de ce balancement de la force sensitive que tendent à produire les purgatifs, en donnant lieu à des évacuations, ils agissent encore et portent au dehors les matières humorales spécifiques ou particulières de la goutte. Toutefois, gardons-nous d'affirmer que l'usage des purgatifs convient dans toutes les circonstances.

Empressons-nous, au contraire, de dire qu'ils ne conviennent pas lorsque les malades ont de la fièvre, qu'ils sont altérés, ou qu'ils éprouvent intérieurement quelque douleur locale.

Nous n'entrerons dans aucun détail sur l'immense quantité de substances qui servent à purger. Rien n'est plus commun qu'une formule de médecine, chaque famille a pour ainsi dire la sienne. Nous nous bornerons à parler des pilules antigoutteuses de Cléverley, que nous jugeons préférables, à beaucoup d'égards, aux autres purgatifs employés contre la goutte.

Ayant fait en Angleterre plusieurs voyages, et séjourné à Londres pendant plusieurs mois, nous y avons vu beaucoup de médecins fort distingués, dont les entretiens ont été pour nous très instructifs pour le traitement de la goutte principalement : on sait que cette affection est très fréquente en Angleterre, et qu'il est peu de pays où on ait mis en usage plus de remèdes pour la combattre. En effet, tous les moyens connus comme antigoutteux semblent avoir été soumis à l'expérience par les médecins anglais, dont les formules sont ordinairement très compliquées ; de sorte qu'on peut établir comme une chose démontrée que les préparations qui y sont le plus accréditées contre cette maladie sont toutes d'une action fort énergique.

Ayant été conduit chez un riche négociant, *sir James Parkins*, où nous fûmes présenté comme médecin, nous eûmes ensemble une longue conversation sur la goutte, maladie à laquelle il est sujet depuis plus de vingt ans ; il nous entretint des remèdes dont il faisait usage depuis plusieurs années, avec un tel enthousiasme qu'il leur devait, disait-il, tout son bonheur. Il avait depuis plus de dix ans les pieds et les mains déformés, et souffrait les douleurs les plus vives pendant la plus grande partie de l'année avant d'avoir fait usage de son nouveau traitement, dont les résultats ont été si marqués, qu'il n'est actuellement sujet qu'à deux ou trois accès de quinze à vingt jours dans l'année, et que l'état de ses souffrances ne l'empêche pas de se promener dans ses appartemens, tandis qu'auparavant il gardait le lit la majeure partie du temps, que le moindre mouvement des articulations était impossible, et qu'il ne pouvait se tenir debout qu'en souffrant beaucoup, au lieu que maintenant il marche librement sans douleur dans l'intervalle des accès.

Ayant manifesté le désir de connaître les remèdes dont il faisait usage, il nous montra des pilules (1) qui avaient une odeur de camphre bien prononcée, et un flacon dans lequel

---

(1) Le colchique entrant dans la composition des pilules *de Cléverley*, nous avons jugé convenable de le remplacer par la vératrine. Les effets que nous en avons obtenus sur un grand nombre d'individus, ne nous laissent aucun doute sur les propriétés de ces pilules ainsi modifiées. La vératrine étant un médicament nouveau dont la préparation demande beaucoup d'exactitude, nous avons fait acheter celle que nous employons, chez l'un de nos plus célèbres chimistes, M. Robiquet, et nous avons fait procéder en notre présence à la confection de la masse pilulaire, de manière que le mélange en soit aussi parfait qu'il est possible, et que par ce moyen on puisse compter avec plus de confiance sur le succès des pilules.

était une sorte d'élixir où nous reconnûmes
la présence de la gomme de gayac et de l'ammoniaque ; ensuite il nous communiqua la
formule de ces deux médicamens signée du
docteur Cléverley ; nous les jugeâmes fort
sagement combinées, eu égard aux substances
qui en sont la base, et surtout d'après les résultats que nous avons fréquemment obtenus
nous-même de ces mêmes substances dans le
cours de notre pratique.

La composition des pilules de Cléverley les
rend éminemment propres à combattre la disposition et l'habitude goutteuse en favorisant
la transpiration et en modifiant la sensibilité
générale. Leur action purgative peut être à
volonté lente et modérée, et alors leurs bons
effets n'en sont que plus marqués, non seulement contre la goutte, mais encore contre
toutes les humeurs fixées sur la peau, ou disposées à se porter vers la tête. Elles conviennent toutes les fois qu'on se propose
d'évacuer la bile, les glaires, et toutes les humeurs dont le sang peut être vicié. Nous
n'hésitons pas à les regarder comme infiniment
préférables à tous les autres purgatifs administrés sous formes de pilules, principalement
lorsqu'on veut purger doucement et sans
irriter les personnes délicates et nerveuses.
En déterminant par leur usage un mouvement
léger de réaction sur les intestins, on évite les
accidens dont la tête et la poitrine seraient
menacées dans les accès de goutte et de rhumatisme. C'est en agissant ainsi qu'elles peu-

vent prévenir l'apoplexie, la paralysie, les coups de sang, et toutes les maladies dont la tête peut être le siége, soit par suite de l'état goutteux ou de toute autre cause.

Manière de faire usage des pilules anti-goutteuses.

La constipation peut amener le retour des accès de goutte, les rendre plus douloureux et de plus longue durée; cependant il faut éviter de produire une irritation trop forte, c'est-à-dire que chaque individu doit étudier ses dispositions, afin de déterminer le nombre de pilules qui lui est nécessaire pour se tenir habituellement le ventre libre. Deux pilules prises le matin une heure avant de déjeuner, ou le soir en se couchant, ayant soin de boire par dessus une tasse de bouillon aux herbes, de thé léger ou d'eau sucrée, suffisent ordinairement pour provoquer un mouvement léger et désirable de réaction sur le tube intestinal dans l'intervalle des accès de goutte, pour en éloigner les accès et les rendre moins violens.

Pendant les accès on en prendra deux toutes les quatre heures, et dans chaque intervalle on boira plusieurs petites tasses d'une infusion de violette, de bourrache, de tilleul ou de menthe. On doit se proposer d'obtenir deux ou trois selles seulement dans la journée; de sorte qu'on devra augmenter ou diminuer le nombre des pilules selon leur effet. C'est de cette manière que sir James *Parkins*, dont nous avons parlé, les employait; et ordinairement leur usage a suffi pour adoucir et abréger ses accès, surtout depuis que la maladie a perdu de son intensité. Il n'était dans l'habitude de recourir à son élixir antigoutteux que lorsque ses douleurs étaient violentes, et alors il ne tardait pas à en éprouver les plus heureux effets. Nous indiquons la manière de l'employer dans le chapitre où nous traitons de l'action des sudorifiques.

DES CALMANS

ET DES ANTISPASMODIQUES.

Les mots calmant et antispasmodique sont regardés en général par les médecins comme étant synonymes; mais il importe infiniment, eu égard à la thérapeutique, de faire cesser cette confusion, surtout en ce qui concerne le traitement de la goutte.

L'opium, toutes les substances narcotiques et leurs préparations, sont les principaux moyens que la médecine emploie lorsqu'on se propose de calmer : de là le nom bien naturel de calmans qui leur est donné; et comme ils agissent sur le système nerveux, on les a aussi désignés sous le nom générique de remèdes antispasmodiques, ainsi que le musc, le castoréum, l'éther, le camphre, etc., mais les propriétés et la manière d'agir de ces dernières substances diffèrent si essentiellement des médicamens opiacés ou narcotiques, qu'on doit s'étonner de les voir désignées sous la même dénomination.

Essayons de justifier la distinction qu'il nous paraît indispensable d'en faire.

Les calmans semblent naturellement ne devoir être opposés qu'à la douleur ; ils agissent en affaiblissant la sensibilité, et tendent à l'épuiser lorsque leur dose est suffisante pour produire cet effet : telle est la propriété en quelque sorte spéciale de l'opium et des substances narcotiques. Aussi est-ce de ces mêmes substances qu'on a dit avec raison qu'il fallait s'abstenir, ou ne les employer dans le traitement de la goutte qu'avec beaucoup de circonspection, et seulement en vue de modérer la douleur, et non de la faire cesser entièrement ; cela est si vrai, que l'usage des antispasmodiques, tels que le musc, le castoréum, le camphre, etc., sont généralement recommandés contre les affections goutteuses, tandis que les opiacés ne doivent être employés que fort rarement, et par un praticien habitué à en observer les résultats. Il est évident en effet que l'opium et ses analogues affaiblissent, stupéfient ou épuisent la sensibilité, et que ce n'est que de cette manière qu'ils provoquent le sommeil, et qu'ils apaisent et calment les vives douleurs : de là le nom de calmans ou de narcotiques qui doit servir à les distinguer des antispasmodiques qui exercent une action moins directe sur le cerveau, et qui modifient la sensibilité affaiblie ou pervertie, sans produire l'affaiblissement qui succède ordinairement à l'usage des préparations opiacées ; de telle sorte qu'on pourrait établir comme terme de distinction que les calmans ou narcotiques agissent sur la sensibilité naturelle ou exaltée en l'affaiblissant, tandis que les antispasmodiques agissent plus essentiellement sur la sensibilité épuisée ou troublée dans son mode d'action, de manière à la ramener à son état normal ou naturel ; point de vue sous lequel il est d'autant plus important d'envisager ces mêmes médicamens que les uns et les autres ont une manière d'agir entièrement différente.

Partant de ce raisonnement, nous n'hésitons pas à regarder l'opium et ses préparations comme pouvant avoir des suites très fâcheuses si on les employait à doses somnifères. Nous avons eu de fréquentes occasions de faire usage de l'opium combiné avec le quinquina, et nous avons acquis la conviction que de cette manière il calmait sans stupéfier ni engourdir.

La potion suivante : —

Eau de mélisse, de sauge ou de menthe, *quatre onces* ; — sirop de quinquina, *quatre onces* ; — éther sulfurique, *un gros* ; — extrait gommeux d'opium, *deux grains*, dont on donne une cuillerée à bouche toutes les heures, dans les affections goutteuses régulières ou irrégulières accompagnées de vives souffrances, produit généralement d'excellens effets.

Nous reviendrons sur l'usage des calmans et des antispasmodiques dans le chapitre du traitement local de la goutte, et dans celui de la goutte irrégulière.

DES SUDORIFIQUES.

On se rendrait maître de la goutte, a-t-on dit avec raison, si on pouvait entretenir et régulariser la transpiration insensible. Tout ce qui tend à favoriser la liberté de cette fonction doit donc faire partie du régime qui convient dans ce genre de maladie. L'action si efficace des sudorifiques, et leur usage si généralement recommandé, justifie suffisamment l'opinion des médecins qui regardent la suppression de la transpiration comme la cause la plus générale de la goutte ; toutefois les bons résultats qu'ils peuvent produire dépendent de leur administration bien raisonnée. C'est dans le traitement de la goutte principalement qu'il est essentiel de se rappeler le précepte de *Baglivi* sur l'emploi des médicamens, *data apto tempore prosunt.* Nous avons conseillé les plantes aromatiques comme stomachiques et disposant en même temps à la transpiration ; néanmoins leur effet est plus ou moins prononcé dans l'un ou l'autre cas, selon la manière d'en faire usage et selon leurs propriétés spéciales. La camomille, la feuille d'oranger, l'angélique, la valériane, la sauge, la menthe, la mélisse, sont plus directement stomachiques que la fleur de sureau, le thé, la bourrache, la fleur de tilleul. Lorsqu'on veut diriger leur action plus spécialement sur l'estomac, on les administre en infusion plus forte et à des intervalles plus éloignés. Employés ainsi habituellement, leur usage peut servir à entretenir la transpiration insensible, et par ce moyen préserver de la goutte ou en éloigner le retour. Lorsqu'on se propose de provoquer une sueur abondante, comme cela est souvent nécessaire pendant les accès de goutte, le malade doit être tenu à un régime sévère, et garder le lit. Il importe surtout de ne pas exercer les fonctions digestives par des alimens donnés mal à propos. On conçoit que l'action vitale ne peut pas se diriger tout à la fois vers la peau et sur les organes de la digestion. On ne permettra donc pendant les accès de goutte que des alimens légers pris en petite quantité et à des intervalles très éloignés. Les infusions des plantes désignées plus haut doivent être plus légères et données à des momens plus rapprochés toutes les fois qu'on veut faire suer le malade.

La nécessité de tenir le ventre libre chez les goutteux étant un point capital du traitement, nous avons conseillé, en parlant des purgatifs, l'usage des pilules de Cléverley ; néanmoins, si au bout de quelques jours elles ne produisaient pas un soulagement bien marqué, on doit en interrompre l'usage, et se proposer d'obtenir d'abondantes sueurs. C'est alors que *l'élixir antigoutteux de Cléverley* produit de prompts et bons effets. Les résultats que nous en avons obtenus nous autorisent à le regarder comme le médicament le plus efficace qu'on puisse administrer contre la goutte régulière ou fixée aux articulations.

Manière de faire usage de l'élixir anti-goutteux de Cléverley.

Nous le prescrivons deux ou trois fois par jour, à la dose d'une once et demie à deux onces chaque fois, en faisant prendre dans les intervalles une tasse toutes les heures de l'infusion légère et un peu chaude de l'une des plantes aromatiques que nous avons désignées.

Nous recommandons expressément d'observer le plus grand régime pendant son usage, et surtout de ne pas négliger les boissons sudorifiques. On donnera soir et matin un lavement fait avec la décoction de racine de guimauve ou de graines de lin. Si la sueur s'établit abondamment dès le premier jour, on n'en prendra le lendemain que deux fois, soir et matin, même en réduisant la dose à une once, selon le bon effet du médicament, sans diminuer l'usage des boissons sudorifiques. Au bout de deux ou trois jours, si la douleur se calme entièrement, on mettra au-dessus et à la partie la plus rapprochée de l'articulation goutteuse, un cataplasme fait de deux onces de farine de graines de lin, et de deux onces de farine de moutarde. On ne le retirera que lorsqu'il aura produit de la rougeur. Si au lieu de se calmer tout-à-fait, la douleur n'est apaisée que progressivement, on devra s'en dispenser. Lorsque l'accès aura cessé, on reviendra aux pilules anglaises, en se conformant à la manière dont nous en avons prescrit l'usage, et on continuera de boire soir et matin une tasse d'une infusion un peu forte de sauge, de camomille, ou de feuilles d'oranger, et l'on ajoutera chaque fois une cuillerée de l'élixir. On s'imposera d'ailleurs le régime qui convient à tous les goutteux.

Nous garantissons l'efficacité de cette méthode de traitement, et nous affirmons que nous n'en connaissons pas de plus rationnelle. L'expérience a appris qu'on parvient à rendre les accidens de la goutte beaucoup moins graves, et leurs retours beaucoup moins fréquens, en la suivant avec exactitude pendant les accès et dans les intervalles, telle que nous venons de la prescrire.

ANTIPHLOGISTIQUES.

Saignées, sangsues, délayans, diurétiques.

La saignée faite à la lancette ne doit être mise en usage qu'avec circonspection et à propos. Elle est rarement convenable pour calmer la douleur, mais il importe d'y avoir recours lorsque la fièvre est forte, que le malade est altéré, et surtout quand la goutte fixée sur un organe interne y cause une vive souffrance. Elle doit être plus ou moins copieuse et réitérée selon l'intensité de la maladie et l'état des forces du malade.

L'usage des sangsues est indiqué toutes les fois que la goutte peut être attribuée, ou qu'elle est la suite de la suppression des hémorrhoïdes ou du flux menstruel, en vue de rétablir ou de suppléer à l'évacuation sanguine supprimée. On ne doit les employer sur l'articulation goutteuse, que dans l'intention de diminuer la douleur, et non de la faire cesser entièrement, dans la crainte de causer le déplacement de la goutte. On peut voir, au chapitre du traitement local de cette maladie, les précautions que nous recommandons lorsqu'on est dans la nécessité d'en faire usage.

Les délayans trop rafraîchissans conviennent peu contre la goutte ; les boissons mucilagineuses ou légèrement aromatiques doivent être préférées aux tisanes acidulées.

Les diurétiques sont quelquefois indispensables ; la racine d'asperges, la pariétaire, le chardon bénit, *l'uva ursi*, peuvent séparément servir à faire une tisane convenable, en y ajoutant une cuillerée à café de l'élixir de Cléverley. Le camphre à petites doses agit aussi d'une manière très efficace sur les voies urinaires. Les pilules anglaises conviennent beaucoup dans ce cas. Nous avons donné des soins à un malade qui était sujet à un catarrhe de la vessie, donnant lieu depuis plusieurs années à l'évacuation d'une grande quantité de matières glaireuses, dont la suppression presque totale fut suivie d'une goutte rhumatismale fort intense, nous lui conseillâmes l'usage des pilules anglaises et la tisane *d'uva ursi*, dont il prenait trois à quatre tasses par jour, en y ajoutant chaque fois une cuillerée de l'élixir antigoutteux. Ce régime suivi exactement pendant plusieurs mois, dissipa entièrement l'affection goutteuse, quoique l'évacuation catarrhale de la vessie ne se soit pas rétablie dans son état primitif.

L'expérience nous a appris que l'élixir antigoutteux portait son action sur la vessie, lorsque ceux qui en font usage ne se tiennent pas dans une température uniforme et favorable à la transpiration, et qu'ils négligent de prendre des boissons sudorifiques, ainsi que nous le recommandons. Monsieur *Testu*, pharmacien à Paris, qui en a fait usage sans observer les précautions convenables, a ressenti d'une manière remarquable que ses effets se portaient sur la vessie. Instruit par de nombreuses observations des résultats de ce médicament, nous ne saurions trop insister sur la nécessité d'en seconder l'usage en se conformant aux règles que nous avons établies.

SPÉCIFIQUES,

Ou médicamens propres à combattre la goutte lorsqu'elle est inhérente avec une autre maladie, soit qu'elle en dépende ou non.

Dans le chapitre que nous avons consacré aux maladies accessoires, eu égard au traitement de la goutte, nous avons admis que cette affection pouvait se manifester à la suite des fièvres éruptives. Le traitement par les moyens qui peuvent tenir le ventre libre et provoquer la transpiration, convenant principalement contre ce genre de goutte, nul autre moyen ne nous paraît plus propre à les combattre que notre méthode curative.

La goutte qui succède au rhumatisme se montre ordinairement rebelle au traitement qu'on lui oppose. Nous avons dirigé monsieur *Aline de la Heuse* dans une affection goutteuse survenue à la suite de douleurs rhumatismales auxquelles il était sujet depuis long-temps. Malgré le soin que nous prenions de lui tenir le ventre libre, et de provoquer d'abondantes sueurs au moyen de l'élixir anglais, sa maladie ne marchait pas régulièrement vers une bonne terminaison. Il n'avait que de courtes rémissions, et les souffrances alternaient ordinairement du pied au genou droit, parties qui étaient le siége habituel de la goutte. Nous eûmes recours à un vésicatoire long de cinq pouces et large de deux, que nous fîmes appliquer à la partie interne de la jambe au-dessus de la cheville. Ce moyen fut suivi des plus heureux effets. Cette observation n'est pas la seule que nous pourrions citer, mais elle doit suffire pour porter à admettre, avec *Barthez* et *Alphonse Leroy*, que les vésicatoires qui sont de puissans moyens de guérison dans le rhumatisme, sont aussi d'excellens auxiliaires dans la goutte rhumatismale.

Lorsque la goutte survient à la suite de l'hypochondrie, d'une colique habituelle ou de la suppression des hémorrhoïdes, le traitement présente en partie les mêmes indications. La colique accompagne souvent l'hypochondrie, et lorsqu'elle existe habituellement sans que l'imagination soit affectée, elle a ordinairement un caractère nerveux. Il est rare également que la suppression des hémorrhoïdes n'occasione pas les affections précédentes. Les sangsues appliquées à l'anus conviennent généralement dans ces divers cas. Nous sommes sujets nous-même depuis plusieurs années à des accès de goutte aux doigts et aux orteils, qui, bien que légers, reviennent très fréquemment. Nous leur assignons comme causes principales l'état extrêmement nerveux de notre constitution, la cessation de coliques auxquelles nous avons été fort long-temps habitué, et la suppression d'hémorrhoïdes qui étaient survenues à leur suite. Le moindre écart de régime ramène nos souffrances, et en même temps un état inquiet de l'esprit. L'éther, dont nous faisons usage depuis long-temps, nous a toujours fait beaucoup de bien, mais son effet était peu durable, tandis que les pilules et l'élixir de Cléverley, dont nous avons adopté l'habitude, nous procurent de longs intervalles de calme.

La goutte qui vient à la suite de l'asthme, ou qui alterne avec cette maladie, exige que le ventre soit tenu libre, mais il faut éviter un trop grand nombre de selles. L'état chronique de l'asthme compliqué de goutte réclame, selon *Barthez*, l'usage des diurétiques et des diaphorétiques, ce qui place l'élixir que nous recommandons au premier rang des substances propres à remplir ces indications.

Les eaux sulfureuses, les pastilles soufrées, l'éther, un vésicatoire entre les épaules ou dans le voisinage des articulations ordinairement malades, peuvent, selon les cas, trouver une heureuse application, et dans l'intervalle des accès le régime qui appartient à notre méthode nous paraît des plus convenables.

Quand la goutte est consécutive du scorbut ou compliquée d'un état scrofuleux, l'élixir et les pilules produiront d'excellens effets; il suffira d'en conformer l'usage au précepte de *Musgrave*, recommandé par Barthez, c'est-à-dire que, dans la goutte qui est la suite de la complication d'une affection scorbutique, on fera usage de l'élixir par cuillerées, trois ou quatre fois par jour, dans une forte décoction de cerfeuil , d'oseille, de cresson et de cochléaria. Lorsque l'affection goutteuse a pour cause principale ou modificative le vice scrofuleux, on l'emploiera dans la décoction de racine de gentiane ou dans l'infusion de feuilles de houblon, et, dans les deux cas, on purgera tous les sept à huit jours avec les pilules anglaises.

La goutte qui provient du vice vénérien est, selon *Musgrave*, des plus communes ; elle succède principalement aux écoulemens supprimés ou mal traités. Ce médecin prétend qu'un mari affecté d'une goutte vénérienne peut la communiquer à sa femme, et *Barthez* pense que des cas semblables ne sont pas très rares. Le traitement de ce genre de goutte consiste, d'après les médecins les plus éclairés, à combattre en premier lieu l'affection goutteuse, tout en modifiant le traitement par des palliatifs antivénériens, de manière à ne s'occuper de la cure radicale de l'affection syphilitique par les préparations mercurielles, que quand l'état goutteux n'existe plus. Les sudorifiques étant indiqués tout à la fois contre l'état goutteux et contre l'affection vénérienne, l'élixir de Cléverley convient parfaitement; on devra dans ce cas en faire usage par cuillerées à bouche, sept à huit fois par jour, dans une tasse de décoction de bardane ou de salsepareille.

Sur le traitement de la goutte irrégulière.

Il n'est aucune maladie dont la goutte irrégulière ne puisse emprunter la physionomie; c'est-à-dire que cette affection peut se présenter sous toutes les formes. Aussi tous les individus qui ont été sujets à la goutte, ou qui sont de famille de goutteux, doivent-ils en prévenir leurs médecins, afin qu'ils réfléchissent sur le rôle que peut jouer la goutte dans leurs maladies.

On conçoit qu'il n'a pas dû entrer dans le plan que nous nous sommes tracé, en écrivant pour le public, d'exposer les signes qui peuvent faire distinguer lorsque la goutte masque les maladies ou les complique. Leur nature ne peut alors être bien appréciée, et leur traitement suivi avec méthode et succès, que par un praticien instruit et judicieux. Nous nous bornerons à recommander aux goutteux dont la maladie est fixée aux articulations d'éviter tout ce qui peut l'en déplacer ; ils ne doivent jamais se soustraire au régime qui leur convient. La sobriété en toutes choses, l'attention de se garantir contre l'intempérie des saisons, l'usage des alimens et des boissons de bonne qualité pris avec modération, l'habitude d'entretenir la transpiration et la liberté du ventre, sont les soins principaux auxquels ils doivent veiller sans cesse.

Nous jugeons néanmoins utile d'indiquer ici quelques formules qui peuvent être d'un grand secours lorsqu'on est privé des soins immédiats d'un médecin, et que la répercussion de la goutte donne lieu tout à coup à des accidens extrêmement dangereux et capables de menacer la vie. On recommande, dans les cas de défaillance, *six à huit gouttes d'huile essentielle de menthe poivrée dans une cuillerée d'eau sucrée* renouvelée de loin à loin, selon son effet. *Cullen* prescrit le musc à la dose de quatre à cinq grains, trois ou quatre fois par jour. La potion suivante ne peut que produire de bons effets dans ces sortes de cas, si la nature de la maladie laisse de l'espoir : *Eau de valériane, deux onces ; élixir anglais, deux onces ;* à son défaut, teinture de gayac, même quantité ; *éther sulfurique, un gros ;*

musc, *dix grains*, à prendre par cuillerées d'heure en heure, sauf à en éloigner l'usage et à le suspendre dès que le danger cesse d'être menaçant ; on aura d'ailleurs recours aux moyens locaux dont nous indiquons l'à-propos dans le chapitre suivant.

Traitement local de la goutte.

Le traitement local de la goutte exige une grande circonspection ; il est reconnu que les moyens susceptibles d'en calmer subitement les souffrances ne tardent pas à déterminer le déplacement de la goutte, et à la transformer en goutte irrégulière.

L'application des sangsues aura de bons effets, pourvu qu'on provoque la sueur. L'élixir antigoutteux, en produisant ce résultat, s'opposera puissamment à la répercussion de la maladie. Si on devait employer les sangsues sans faire usage de l'élixir, il faudrait, ainsi que nous l'avons dit et que Barthez le recommande, appliquer *un vésicatoire*, et de préférence *un cataplasme synapisé* au-dessus de l'articulation malade. Dans le cas où la goutte étant déplacée on se propose de la ramener vers la partie affectée, les cataplasmes de farine de moutarde, et non des vésicatoires, de crainte de la gangrène, doivent être posés directement sur l'articulation.

Les bains de pieds s'emploient comme les synapismes lorsque la goutte est errante et vague, c'est-à-dire qu'ils doivent être excitans. *Huit pintes d'eau, une pinte de vinaigre, une demi-livre de sel, six onces de farine de mou-tarde*, forment un bain qui, selon *Alphonse Leroy*, convient lorsque la goutte est à la tête ou à la poitrine, et dont on doit prescrire l'usage soir et matin pendant six à huit jours. Le même bain peut servir deux ou trois fois.

Barthez recommande, après en avoir fait usage avec beaucoup de succès, pour ramener ou fixer la goutte aux pieds, un bain composé *d'un demi-gros de sublimé corrosif* dissous dans cinq à six pintes d'eau. Les bains tièdes, de même que les cataplasmes émolliens, conviennent peu dans la goutte; les bains, et surtout les douches d'eau sulfureuse, produisent d'excellens effets quand l'état scrofuleux complique les affections rhumatismales ou goutteuses.

L'usage de la flanelle, d'une toile cirée, d'une ouate, en un mot, tout ce qui peut entretenir une douce moiteur sur les articulations malades convient pendant les accès et dans les intervalles de la goutte.

DU RHUMATISME.

Ses causes.

Plusieurs médecins, *Bosquillon*, *Dessault* et autres, ont considéré le froid comme la cause principale du rhumatisme; *Barthez* et *Cullen* l'attribuent avec plus de raison moins à l'action directe d'un froid même prolongé qu'aux alternatives brusques d'une température tantôt chaude, tantôt froide. La jeunesse, le tempérament sanguin, y prédisposent particulièrement. La suppression de la transpiration ou d'une évacuation de sang habituelle en est la cause déterminante la plus ordinaire.

Signes distinctifs de la goutte et du rhumatisme.

Nous avons dit que la goutte avait plus spécialement son siége dans les ligamens et la capsule des articulations, et que le rhumatisme affectait de préférence les aponévroses (espèce de tissu fibreux qui enveloppe les muscles), ou les muscles eux-mêmes ; de sorte que la goutte est plus ordinairement bornée aux articulations, tandis que le rhumatisme se fait sentir fréquemment dans la direction et dans une partie plus ou moins étendue des membres.

Le rhumatisme affecte plus communément, dit *Barthez*, les grandes articulations ; les petites au contraire, comme celles des doigts ou des orteils, sont le siége ordinaire de la goutte. Le rhumatisme est rarement héréditaire, il ne survient en général qu'une ou deux fois dans le cours de la vie, et ses attaques ne sont pas accompagnées d'un dérangement sympathique des organes digestifs, comme cela a ordinairement lieu dans la goutte.

On ne saurait donc méconnaître qu'il existe une différence marquée entre la goutte et le

rhumatisme, quoique plusieurs célèbres médecins aient confondu ces deux maladies, et
jugé de leur identité par la nature du traitement, qui devait être, selon eux, le même
dans l'un et l'autre cas : opinion qu'il serait, à
beaucoup d'égards, dangereux d'adopter, mais
qui sous quelques rapports n'est pas dénuée
de tout fondement ; car il est évident qu'il
existe entre la goutte et le rhumatisme des
états morbides intermédiaires qui les rap-
prochent plus ou moins.

Si dans ce genre d'affections mixtes, dit
Barthez, le rhumatisme domine, il en résulte
un rhumatisme goutteux aigu ou chronique ;
si au contraire la goutte est prépondérante, la
maladie est ce qu'on appelle une goutte rhumatismale, susceptible plus que le rhumatisme goutteux de se transformer en goutte
fixe. Cette espèce de goutte devenue fixe ne
revient pas, dit *Murray*, comme la goutte ordinaire, par des périodes régulières, et rarement elle produit des nodosités dans les articulations, ce qui sert à la distinguer.

DU RHUMATISME AIGU.

Ses symptômes.

Le rhumatisme aigu commence ordinairement par un frisson suivi de chaleur. Le mouvement fébrile s'accroît vers le soir, et en même
temps les douleurs deviennent plus vives, et se
portent d'une articulation à une autre. Les
malades éprouvent parfois comme un courant

d'air froid le long de l'épine du dos. Le mouvement de la partie affectée de rhumatisme est ordinairement accompagné d'une sorte de refroidissement; la chaleur provoque quelquefois le déplacement de la douleur, et cela peut arriver sans que la partie primitivement douloureuse cesse de l'être. Le toucher et le moindre mouvement accroissent les souffrances. Les malades sont tourmentés par un état pénible d'accablement et de lassitude, et par des alternatives incommodes de chaud et de froid. La violence et la durée du rhumatisme peut amener l'immobilité des articulations affectées. Quelquefois les parties rhumatisées se tuméfient et deviennent rouges, ce qui produit ordinairement, comme dans la goutte, un peu de calme.

Pendant l'état aigu de la fièvre rhumatismale, le ventre est serré, l'urine est rouge et en petite quantité. Lorsqu'elle dépose un sédiment (comme de la brique pilée), cela indique le retour à un meilleur état. Le sédiment devenant plus abondant et moins rouge, ou bien une sueur générale, annoncent communément le terme de la maladie, dont la durée n'est en général que d'une quinzaine de jours.

Traitement du rhumatisme aigu.

Tous les médecins qui ont le mieux étudié et traité avec le plus de succès les affections rhumatismales, tels que *Baillou*, *Sydenham*, *Cullen*, *Barthez*, etc., recommandent la saignée dans le traitement de cette maladie. Nous avons cité quatre observations dans notre *Doctrine médicale*, où nous en avons obtenu de fort bons succès. On peut établir en général qu'elle est souvent indispensable pour peu que l'état fébrile soit intense, tandis que les saignées locales disposeraient la maladie à se déplacer et à prendre un caractère vague et irrégulier. L'usage des boissons délayantes, telles que l'eau d'orge, l'infusion de violette ou de tilleul avec les sirops de guimauve ou de capillaire, conviennent pendant l'état aigu de la fièvre rhumatismale.

Lorsqu'on est parvenu à modérer le mouvement fébrile, il est essentiel de provoquer des évacuations et de se proposer en même temps de porter à la peau. Les préparations camphrées étant généralement recommandées contre les affections rhumatismales, les pilules anglaises ne sauraient être remplacées par aucun remède qui leur soit préférable. Pour remplir ces deux indications, lorsque la maladie touche à sa convalescence, on prescrira de légères infusions faites avec l'une des plantes que nous avons désignées comme sudorifiques.

Comme il arrive souvent que le rhumatisme aigu devient rebelle et tend à dégénérer en rhumatisme chronique, il importe de continuer long-temps les remèdes et le régime qui peuvent préserver de ce résultat. L'élixir anglais et les pilules de Cléverley, employés de la même manière que nous les avons prescrits, dans l'intervalle des accès de goutte, conviennent parfaitement. Il est bien essentiel de s'assujétir aux précautions que nous recommandons ; car le rhumatisme est d'autant plus disposé à revêtir les caractères de la goutte, qu'il est rapproché de son état aigu ; c'est-à-dire que plus le rhumatisme s'achemine à devenir chronique, et qu'il tend à se fixer sur une articulation, moins il est exposé à passer à l'état goutteux.

DU RHUMATISME CHRONIQUE.

Ses symptômes.

Nous avons dit que le rhumatisme chronique survenait fréquemment à la suite du rhumatisme aigu ; néanmoins, il peut aussi se développer et subsister avec les caractères qui lui sont propres.

Le rhumatisme chronique est rarement accompagné de fièvre : la rougeur et le gonflement se manifestent peu aux articulations qui en sont affectées ; les extrémités qui en sont le siége ont ordinairement de la roideur, sont faibles et disposées au refroidissement. La chaleur y procure du soulagement, tandis que le froid en augmente la douleur. Sa connexité avec le rhumatisme aigu est d'autant plus marquée, qu'il est accompagné de mouvement fébrile, que les douleurs sont errantes et plus vives pendant la nuit, et qu'on observe de la rougeur et du gonflement aux parties affectées.

Quoique, par sa nature, le rhumatisme chronique soit beaucoup moins susceptible de se déplacer que les affections goutteuses, il peut néanmoins se fixer sur un organe interne. La tête, la poitrine, les intestins, peuvent en être le siége, et alors il peut donner lieu aux accidens les plus graves.

Traitement du rhumatisme chronique.

La nature fait en général peu d'efforts pour amener la guérison des maladies chroniques. C'est en partie des seules ressources de l'art qu'on peut l'attendre. Le plus grand nombre sont accompagnées d'une fièvre lente qui en précipite les progrès, fièvre qu'on n'observe que très rarement, ainsi que nous l'avons dit, dans le rhumatisme non aigu. Ce mouvement fébrile a besoin d'être combattu dans les autres maladies chroniques, au lieu que dans le genre de rhumatisme dont nous traitons, ce n'est que par une sorte de perturbation, et en produisant momentanément une secousse qui réagisse sur la circulation, qu'on parvient à le guérir, ainsi que l'expérience l'a mille fois démontré, et que cela résulte de la nature active et énergique des médicamens employés contre ce genre d'affection, ce que le raisonnement ni aucune théorie ne sauraient contester.

Les moyens de traitement qu'on emploie ordinairement contre le rhumatisme chronique, sont les mêmes que ceux qui conviennent contre la goutte, à quelques-uns près, qui indiqués dans un cas, seraient contraires dans l'autre.

Les saignées à la lancette, par exemple, sont généralement recommandées contre les affections rhumatismales aiguës ou chroniques, tandis que dans la goutte on ne doit y avoir recours que fort rarement. Les cataplasmes émolliens, et rendus calmans avec le pavot et autres substances narcotiques, produisent ordinairement de bons effets contre les douleurs rhumatismales; contre la goutte, au contraire, ils auraient l'inconvénient d'en provoquer le déplacement. Les vésicatoires sont suivis d'un effet plus immédiat dans le rhumatisme chronique que dans les affections goutteuses. Leur application directe peut convenir sur la partie douloureuse lorsque le rhumatisme occupe le milieu d'un membre, tandis que dans la goutte on doit toujours en faire usage dans le voisinage des articulations affectées. Dans la sciatique, *Alphonse Leroy* dit avoir obtenu d'excellens effets d'un vésicatoire appliqué deux fois en huit jours au-dessus du pied.

A moins que le rhumatisme n'affecte, comme nous venons de le dire, le milieu d'un membre, il faut, comme dans la goutte, appliquer de préférence les vésicatoires au-dessus des articulations douloureuses; et lorsque l'une ou l'autre de ces maladies étant déplacée on veut la ramener promptement à son siége primitif, on doit faire usage en même temps de cataplasmes de farine de moutarde appliqués sur

les articulations, et administrer intérieurement
la potion suivante, ou toute autre analogue :
Eau de valériane et *sirop de violette*, deux
onces de chaque ; *éther sulfurique*, un gros,
à prendre par cuillerée, ou étendue dans une
infusion d'arnica, de sauge ou de romarin. Le
baume nerval, le baume oppodeldoch, les lini-
mens camphrés ou avec l'ammoniaque, ont
quelquefois produit de bons effets ; mais leur
usage serait contraire si on les employait lorsqu'il y a de la rougeur et du gonflement.

On regarde l'infusion d'arnica comme ayant
une propriété plus spéciale contre le rhumatisme que contre la goutte ; mais notre avis
est que tous les moyens qui peuvent entretenir la transpiration ou porter à la sueur conviennent également dans l'une et l'autre maladie.

Les moyens propres à tenir le ventre libre
et à provoquer en même temps la transpiration sont, de l'avis de *Barthez* et de beaucoup
d'autres médecins, ceux qui conviennent le
mieux contre le rhumatisme chronique ; les
pilules anglaises et l'élixir antigoutteux, employés comme nous l'indiquons pages 40 et 46,
produiront les résultats les plus satisfaisans.

Il est reconnu que les affections rhumatismales se fixent de préférence sur les grosses
articulations : aussi n'est-il pas très rare de
voir cette maladie déterminer, chez les sujets
scrofuleux ou disposés au scorbut, des en-
gorgemens qui peuvent amener l'ankilose et
l'hydropisie de l'articulation, et en imposer

même à des chirurgiens très expérimentés.

Nous avons donné nos soins à madame *Le-roy*, marchande de modes, qui, ayant habité long-temps un appartement bas et humide, fut prise d'une douleur rhumatismale avec gonflement dans un genou, affection qui, par négligence ou par suite d'un traitement mal dirigé, fit des progrès au point qu'au bout de deux ans la malade fut réduite à l'impossibilité de marcher, et que la maladie fut regardée comme une ankilose, pour laquelle plusieurs habiles chirurgiens proposèrent l'amputation. Le genou était alors extrèmement tuméfié, sans rougeur ni trop de douleur, à moins que la malade ne voulût s'appuyer un peu sur la pointe du pied. Madame Leroy, jeune encore, avait été sujette aux scrofules dans son enfance. Appelé à la diriger, nous entretînmes deux exutoires, un de chaque côté et au dessus de la partie affectée ; nous lui prescrivîmes les *pilules anglaises* à dose purgative, employées tous les huit jours ; nous la mîmes à l'usage journalier de cinq à six tasses d'une forte décoction de salsepareille, où l'on ajoutait chaque fois une cuillerée à café *de l'élixir antigoutteux*. Le résultat de ce traitement fut tel qu'au bout de quelques mois elle commença à marcher et à fléchir le genou, et qu'aujourd'hui elle est parfaitement guérie.

Nous avons depuis lors eu occasion de diriger, pour une affection à peu près analogue, un garçon *du café de Rouen, au Palais-Royal*, qui, ayant séjourné quelque temps à la maison royale de santé du faubourg Saint-Denis, n'en sortit que parce qu'on ne voyait de moyen de le guérir que par l'amputation. Nous le soumîmes au même traitement, sauf à remplacer la tisane de salsepareille par la décoction de houblon et le sirop antiscorbutique, parce que le malade nous paraissait réclamer cette modification. La guérison se fit attendre plus long-temps ; mais elle est actuellement parfaite. Ces deux observations démontrent d'une manière évidente, que dans les maladies analogues des grandes articulations on ne devrait jamais se déterminer à faire l'amputation qu'après avoir fait subir aux malades un traitement antigoutteux.

AVIS ESSENTIEL.

Les substances qui entrent dans la composition des pilules et de l'élixir antigoutteux sont recommandées et mises en usage par les plus habiles médecins. — L'inconvénient de mettre sous les yeux du public des formules dont la mauvaise exécution serait dangereuse, et l'avantage d'ailleurs, pour assurer l'efficacité d'un médicament quelconque, de l'avoir préparé d'une manière exacte et toujours uniforme, doivent suffire pour justifier notre réserve.

La plupart des médecins, nous le savons, n'aiment pas à ordonner un médicament accrédité, quelque évidentes que soient ses pro-

priétés, parce qu'ils se privent par là du mé-
rite d'avoir imaginé eux-mêmes le moyen de
guérir. Néanmoins notre méthode a été adop-
tée par plusieurs de nos honorables confrères,
qui ont bien voulu nous en faire connaître les
bons résultats. Nous invitons, dans l'intérêt
de l'humanité et de la science, tous ceux (malades ou médecins) qui seraient à portée de
la suivre et d'en observer les effets, à nous
communiquer leurs observations. Nous of-
frons d'en diriger l'usage, et de correspondre,
même gratuitement, avec toute personne qui
désirerait prendre nos avis en s'adressant à
nous, *rue Neuve-des-Bons-Enfans*, n° 27, où
nous donnons nos consultations de midi à
deux heures.

NOTA.

LES PILULES ET L'ÉLIXIR ANTIGOUT-
TEUX se vendent chez M. *Testu*, pharmacien, *passage Colbert*, près la rue Vivienne et
le Palais-Royal.

On trouve aussi à la même pharmacie *notre
sirop Balsamique*, connu sous le nom de *Sirop de Michu*, dont la réputation est due à
ses bons et prompts effets contre les affections catarrhales en général, et principalement contre la toux et les maladies de poitrine. Sa supériorité sur tous les autres sirops
analogues, est d'ailleurs attestée par la recom-
mandation qui en est faite journellement par
les premiers médecins de la capitale.